AF233607

HISTOIRE

D'UNE

ÉPIDÉMIE DE VARICELLE,

ET

CONSIDÉRATIONS SUR LA NATURE DE CETTE MALADIE;

Par M. A. DELPECH,

ANCIEN INTERNE DE L'HÔPITAL NECKER.

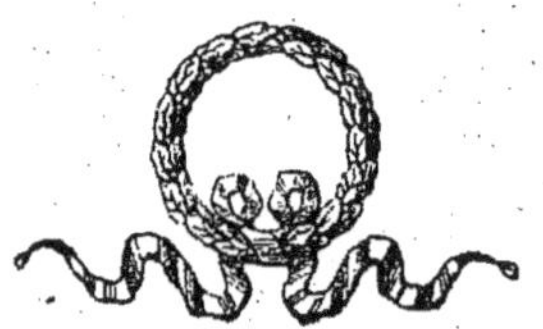

PARIS,

IMPRIMERIE ADMINISTRATIVE DE PAUL DUPONT,

Rue de Grenelle-Saint-Honoré, n° 55.

1846

HISTOIRE

D'UNE

ÉPIDÉMIE DE VARICELLE,

ET

CONSIDÉRATIONS SUR LA NATURE DE CETTE MALADIE ;

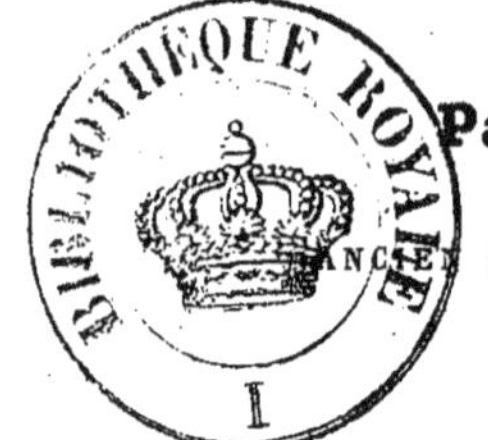

Par M. A. DELPECH,

ANCIEN INTERNE DE L'HÔPITAL NECKER (1).

L'épidémie de varicelle, dont nous donnons ici l'histoire, s'est manifestée dans le service de M. le professeur Trousseau, à l'hôpital Necker, pendant les derniers jours de l'année 1843, et elle a régné pendant les premiers mois de l'année 1844.

Elle a présenté cela d'intéressant que, renfermée dans un étroit espace, elle a pu être suivie avec le plus grand soin, et elle nous a offert de plus, des particularités singulières qui nous ont paru dignes d'être notées.

Nous devons dire dès l'abord qu'on ne doit point chercher ici des études de pronostic et de thérapeutique ; la varicelle, au moins telle que nous l'avons observée, laisse peu à faire au médecin. Affection bénigne, par excellence, elle n'a jamais ou presque jamais de suites fâcheuses, et elle pourrait, sans inconvénient, être le plus souvent abandonnée à elle-même.

Était-il donc bien utile d'étudier avec quelque soin une maladie si légère ? Nous prendrons pour devise celle qu'un homme d'esprit et de sens, Hatté, de l'ancienne école de Paris, a mise en tête d'un travail fort intéressant sur la vérolette : « Natura tota est in minimis. » Et d'ailleurs cette toute petite maladie touche à des questions d'une haute importance. Nous mettrons en première ligne la nécessité d'établir quelle place la varicelle doit occuper dans la classification nosologique.

---

(1) Extrait d'un Mémoire couronné par la Faculté de médecine de Paris (prix Monthyon).

Si de pareilles discussions sont souvent oiseuses et inutiles, ce ne peut être lorsqu'il s'agit des affections éruptives et surtout de celles qui touchent de près ou de loin à la variole et à la vaccine.

La varicelle a eu le privilége de servir à quelques-uns des détracteurs de la vaccine pour discréditer cet admirable agent préservateur. Soit qu'ils eussent méconnu les caractères distinctifs de la varicelle et de la variole, soit qu'ils fussent trop préoccupés de l'idée que ces deux éruptions étaient identiques dans leur nature, ils ont affirmé que la variole se représentait fréquemment chez les individus vaccinés.

Ils trouvaient d'ailleurs de l'appui dans les opinions soutenues par des nosologistes justement estimés. M. Rayer, par exemple, affirme, d'une manière positive, que la varicelle est un dérivé de la variole.

Tout en reconnaissant la valeur des faits bien observés qui établissent la fréquence assez notable des varioles survenues chez des individus vaccinés, nous admettrons que beaucoup des observations signalées comme telles n'étaient autre chose que des varicelles, et nous chercherons à prouver qu'elles n'avaient, avec la petite vérole, aucun rapport. Pour cela, nous nous efforcerons de trancher nettement les principaux caractères qui séparent ces deux éruptions.

L'épidémie que nous avons observée nous servira pour arriver à ce but ; mais nous y ajouterons ce que des recherches faites dans les auteurs ont pu nous apprendre, et que nos observations seules ne pouvaient suffisamment démontrer.

Ainsi, notre travail se séparera en deux parties : Dans la première, nous indiquerons les phases parcourues par l'épidémie qui en fait la base. Dans la seconde, nous nous attacherons plus spécialement à tirer la conséquence de ces faits et à discuter les points théoriques qu'ils éclairent.

De nos observations, quelques-unes s'écartent notablement de ce qui avait été indiqué jusqu'à ce jour. Elles ont toutes pour garantie le contrôle de M. le professeur Trousseau, sous les yeux duquel elles ont été recueillies.

PREMIÈRE PARTIE. — ÉTUDE DE L'ÉPIDÉMIE.

La salle Sainte-Thérèse de l'hôpital Necker contient onze lits de nourrices et onze berceaux. Elle est saine, bien aérée et située au premier étage. Les fenêtres s'ouvrent au nord et à l'ouest. Toutes les conditions de salubrité y sont réunies. Immédiatement au-dessous d'elle, et dans les mêmes conditions d'exposition, se trouve la salle Sainte-Julie qui contient treize enfants. Il semble que lorsqu'une affection épidémique se produit dans l'une, elle devrait également envahir l'autre. Il n'en est pourtant pas ainsi. Nous avons vu la rougeole, la coqueluche, régner épidémiquement dans l'une de ces salles sans que la seconde en fût aucunement atteinte, et la varicelle, dont nous allons donner l'histoire, et dont la nature épidémique, au moins à son origine, nous paraît démontrée, a régné dans la salle Sainte-Thérèse sans que la salle Sainte-Julie en ait ressenti aucune atteinte, même lorsque le nombre restreint des lits forçait de recevoir dans celle-ci des enfants malades amenés du dehors dans l'hôpital.

Il est vrai que, pendant l'hiver, les nourrices, sortant peu dans les cours, les communications sont presque nulles entre les malades des deux salles, et ce serait peut-être un argument en faveur de la contagion, ou au moins de la transmission par les effluves des enfants malades aux enfants sains, que cette absence de transport à deux salles aussi voisines des ferments éruptifs qui développent la varicelle.

C'est le 9 décembre 1843 que l'épidémie a commencé. A cette époque, aucun cas de variole ne s'était manifesté, non-seulement dans la salle, mais même dans tout l'hôpital Necker, et depuis assez longtemps on n'en avait pas observé. Aucun enfant, venu du dehors, n'avait présenté les traces d'une éruption depuis peu éteinte. Aucune cause, enfin, ne put être assignée à l'invasion d'une affection de cette nature.

Les cinq premiers enfants qui en furent affectés, étaient tous depuis plus de six semaines dans la salle et ne peuvent par conséquent avoir apporté du dehors le germe d'une maladie qui se serait ensuite développée sous nos yeux. Toutes ces circonstances doivent, ce nous semble, faire admettre qu'aucune contagion ne s'est exercée dans le principe et qu'une influence épidémique seule a présidé au développement de la varicelle. Nous devons dire toutefois qu'en ce moment même une nouvelle épidémie s'est manifestée à l'hôpital Necker, et cette fois dans la salle Sainte-Julie, et qu'elle a trouvé son origine dans le développement de la maladie sur un enfant venu du dehors avec un commencement d'éruption. Nous signalons ces deux faits sans vouloir rendre aucun d'eux exclusif de l'autre, et nous comprendrions d'ailleurs très-bien deux modes d'invasion de la varicelle. Tantôt elle se développerait de prime saut et sous l'influence de circonstances épidémiques pures, tantôt, comme on le voit pour toute espèce de ferments, elle étendrait, une fois excitée chez un individu, sa puissance sur beaucoup d'autres en s'imposant, par une contagion vraie ou par l'absorption des miasmes exhalés par les sujets plus anciennement atteints. Mais, dans cette dernière hypothèse, il nous faudrait admettre encore, pour comprendre sa généralisation, les conditions qui caractérisent l'épidémie ou la constitution médicale. Tous les germes morbides, jetés dans une population, ne s'y développent pas toujours avec la même intensité. Il faut que la constitution, l'état spécial des individus, se généralise, et que, disposés par une influence commune et par conséquent extérieure à marcher dans la même voie physiologique, ils subissent de la même façon les impressions morbides qui se développent autour d'eux. Sans cette disposition générale, pas d'épidémie ; les ferments contagieux errent en frappant çà et là quelques individus isolés, mais ne déciment pas les masses; puis, à un moment donné, ils se réveillent et s'agitent, franchissent les distances et frappent à la fois, et au même moment, des victimes nombreuses préparées d'avance à en subir la loi. Nous admettons donc que deux causes peuvent présider à toute maladie qui vient se généraliser au milieu des populations : une cause prédisposante, extérieure, générale et vraiment épidémique, et une cause moins vague, plus arrêtée, plus spécifique, si l'on peut ainsi dire, qui est le ferment contagieux. Nous conserverons à la première le nom de constitution médicale. Elle peut à elle seule peut-être exciter les maladies épidémiques ou endémiques ; mais les affections contagieuses ne peuvent certainement sans son secours s'étendre à un grand nombre d'individus. Il faut que la terre soit préparée à la semence et qu'un travail préalable ait amené, pour ainsi dire, au même niveau les états physiologiques les plus opposés.

Qu'un varioleux isolé entre dans une salle d'hôpital, peut-être trouvera-t-il, parmi ceux qui l'entourent, une seule constitution préparée à recevoir l'infection contagieuse; mais, qu'il y soit amené lorsqu'au dehors la variole sévit avec violence, et la contagion s'étendra rapidement autour de lui.

De même pour la varicelle ; nous avons vu des enfants qui en étaient affectés ne pas communiquer l'éruption à leur voisinage, tandis que, dans des circonstances nouvelles, la maladie tendait à se généraliser. Il s'exerce donc toujours là une action épidémique et générale, qui, tantôt suffit pour développer la maladie, tantôt prépare seulement l'organisme à la contracter. Nous trouverons ailleurs l'utilité de ces considérations; qu'il nous suffise de dire ici qu'une fois la varicelle nous a paru se développer épidémiquement, tandis que la contagion semblait avoir sa part dans une nouvelle apparition de la maladie, et que nous regardons d'ailleurs comme possible la généralisation de la cause dans le principe d'une épidémie, tandis que plus tard son action, plus restreinte, s'exercerait dans des limites moins étendues, toujours avec l'aide de la constitution médicale en y ajoutant une action contagieuse. Nous revenons aux faits mêmes de l'épidémie.

Le 9 décembre, une enfant, âgée de 7 mois, vaccinée peu de temps après sa naissance, entrée le 23 octobre au n° 1 bis de la salle Sainte-Thérèse, après un séjour de trois mois dans la salle Sainte-Julie, habituellement bien portante et gaie, fut prise de maussaderie et d'un peu de chaleur à la peau, sans mouvement fébrile bien marqué. Cet état persista le 10; le 11, des points roses papuliformes assez nombreux apparurent abondants surtout dans le dos. Le 12 seulement, on aperçut une bulle sur le front; mais l'état plus avancé de deux autres bulles, trouvées le lendemain à la partie interne de la cuisse droite, fit admettre que l'éruption avait dû commencer le 11 au moins.

Celle qui occupait le front était transparente, régulière, arrondie, et s'élevait sur la peau parfaitement saine, sans la moindre coloration rose à sa périphérie. Elle présentait enfin tous les caractères d'une bulle de varicelle à sa première période.

Une nouvelle poussée fébrile fut suivie de la production de quelques bulles nouvelles, puis survinrent pêle-mêle et sans régularité une transformation purulente, incomplète, du liquide contenu dans les bulles, leur ombilication dont nous expliquerons le mécanisme et la dessiccation. L'éruption avait duré six jours, en gardant toujours le même caractère et une extrême innocuité.

Dès le 10 décembre, un enfant de 3 mois, vacciné, fut pris d'accidents semblables, et le 11, c'est-à-dire le même jour que le précédent, l'éruption se développa après des prodromes moitié moins longs. Nous nous appuyons de nouveau sur ce développement simultané, pour établir la généralisation de la cause, et, par suite, la probabilité d'une influence épidémique. L'éruption, d'ailleurs, fut encore plus légère et n'eut que cinq jours de durée.

Le 18, les deux enfants étaient rétablis.

Pendant cinq jours l'épidémie parut assoupie, puis, le 24 et le 25, deux enfants furent presque en même temps frappés.

Le 27, trois autres prirent également l'éruption.

Dans le mois de janvier trois enfants tombèrent malades, le 4, le 11, le 17; puis, après une pause bien marquée, le varicelle se développa le 2 février sur un nouvel enfant. Deux autres furent atteints le 19.

Mais la forme éruptive qui jusqu'alors, à peu d'exceptions près, avait gardé le même caractère, subit une singulière modification : les bulles au lieu de conserver le volume qu'elles avaient eu dans les observations précédentes, s'élargirent considérablement, prirent quelques-unes des apparences du pemphigus et laissèrent après leur destruction de larges surfaces suppurantes. Nous reviendrons ailleurs sur ces singuliers phénomènes.

Un nouvel intervalle sépara de l'invasion, chez les deux malades qui précèdent, l'apparition de la maladie chez trois enfants qui furent pris de varicelle le 3 mars, deux, hors de la salle où ils avaient séjourné, le troisième dans la salle même. Chez aucun des trois on ne remarqua de bulles pemphigoïdes.

Le 15 et le 16 mars, elles reparurent sur deux nouveaux malades; puis, quatre jours plus tard, l'épidémie se termina par une éruption de bulles de toutes formes chez trois enfants, après avoir duré trois mois et demi environ.

Nous avons déjà indiqué quelques-unes des phases qu'elle parcourut dans ce laps de temps. Nous allons les examiner avec plus de soin et établir nettement quels caractères elle a présentés. Nous ne noterons dans cet exposé, ni l'âge, ni le sexe des enfants, non plus que leur état général au moment de l'infection, ces trois circonstances n'ayant paru nullement influer sur le développement de la maladie. Nous passerons de suite à l'exposé des phénomènes observés.

1° *Prodromes.*—Les prodromes ont été très-variables quant à leur durée et quant à leur intensité.

Absolument nuls dans près de la moitié des cas, ils ont varié de douze à quarante-huit heures dans les autres ; mais c'est chez deux malades seulement qu'ils ont été aussi prolongés. Chez six d'entre eux ils ont duré vingt-quatre heures. En général, ils ont eu une très-faible intensité. Un peu de maussaderie, un peu de chaleur à la peau et d'accélération du pouls, étaient les seuls indices précurseurs de l'éruption. Chez deux ou trois enfants, cependant, il y a eu quelques nausées et même des vomissements ; mais il y a cela de singulier qu'ils se sont aussi bien développés dans le mouvement fébrile des poussées secondaires qu'au début de la maladie; c'est qu'on peut dire, en effet, que la varicelle n'a pas de prodromes proprement dits, et que la légère fièvre qui accompagne l'éruption, est le début propre à la maladie. Lorsque les prodromes ont paru durer plus longtemps, c'est que déjà il s'était fait, dans un point quelconque, un commencement d'éruption dont on retrouvait, presque toujours, le lendemain les traces par des bulles plus avancées. Bien différente en cela, des autres maladies de ce genre et même des plus simples éruptions varioliques dans lesquelles les phénomènes précurseurs ont toujours une assez grande intensité, et présentent même une notable gravité quelque bénigne que soit la manifestation éruptive, la varicelle, même lorsqu'elle est le plus abondante, ne détermine que des phénomènes réactionnels insignifiants.

Symptômes. — Les symptômes ont présenté dans leur généralisation la même innocuité, et c'est à peine si la fièvre a mérité d'être mentionnée pour son intensité. Les chiffres les plus habituels des pulsations du pouls ont été de 100 à 120, nombre peu élevé chez des enfants de cet âge. Une seule fois nous avons noté 200 pulsations, mais chez un enfant malade d'ailleurs, et chez lequel l'état général rendait suffisamment compte de la fièvre plus intense que de coutume.

Nous avons dit que la fièvre apparaissait au moment de l'éruption seulement, dans la majorité des cas, mais comme l'éruption se fait à peu près toujours en plusieurs bouffées, elle cesse chaque fois pour se reproduire ordinairement vingt-quatre heures après, au moment du développement de bulles nouvelles. On voit alors reparaître le cortége de la première poussée, jusqu'aux nausées même et aux vomissements. Puis, les accidents cessent encore pour reparaître quelquefois de nouveau L'apyrexie est complète entre les accès.

Quelquefois nous avons vu, lorsque tout paraissait terminé (Obs. VII, XIII) et que la dessiccation semblait complète, un nouveau mouvement fébrile pousser à la peau une nouvelle éruption. Enfin, la fièvre reparaissait encore lorsque des suppurations multiples de la peau faisaient suite à la maladie ; mais cet accident posthume, si l'on peut ainsi parler, n'était qu'une conséquence indirecte de l'affection primitive.

Chaleur. — Nous avons dit qu'un peu de chaleur accompagnait l'éruption ; elle s'est élevée à 42° chez l'enfant qui avait 200 pulsations. Elle s'écartait fort peu, dans les cas ordinaires, de la température normale.

Tels sont les seuls symptômes généraux que nous ayons rencontrés.

Nous n'avons jamais observé d'accidents convulsifs ni de délire. Ce dernier phénomène est d'ailleurs très-difficile à apprécier chez les enfants. Cette absence de réaction avait été déjà notée par tous les auteurs qui ont étudié la varicelle.: Vidus Vidius, Prosper Martian, Rivière, Tauvry, Sidobre, Leo, Lissoviny, Jonston, Allen et une infinité d'autres. Ce n'est que de nos jours et très-certainement par erreur que l'on est arrivé à des résultats différents.

Caractères de l'éruption. — L'un des principaux caractères que l'éruption de la varicelle nous ait présentés, est la simultanéité, notée par les auteurs, du développement de toutes les périodes.

Au lieu de marcher d'une manière régulière comme la rougeole, la variole, elle s'est comportée de telle façon que, sur le même individu et sur le même point de la surface cutanée, on voyait à la fois des taches rosées, des bulles, à tous leurs états, et des croûtes.

Le premier jour de l'éruption, apparaissent à la peau des points rosés, déjà signalés par Hatté, niés par quelques observateurs et entre autres par Rivière. Ils sont très-petits, d'une coloration peu foncée, peu ou point saillants au-dessus du niveau de la peau et disparaissent sous la pression comme les taches typhoïdes auxquelles ils ressemblent. Rarement ils sont nombreux, cependant nous les avons vus presque confluents à la face.

L'éruption, d'ailleurs, n'en est pas pour cela plus abondante, car beaucoup de ces taches avortent et disparaissent. Chez quelques enfants malades, elles prennent, au contraire, une teinte ecchymotique et persistent plus longtemps.

A peine ont-elles paru, et quelquefois elles sont inaperçues en raison de leur petit nombre, que l'épiderme se soulève sur quelques-unes d'entre elles et qu'une bulle se forme. Ces bulles sont vraiment caractéristiques et ne permettent pas le moindre doute sur le diagnostic. Elles sont parfaitement transparentes, arrondies, pleines d'un liquide séreux incolore et reposent sur la peau parfaitement saine sans être entourées d'aucune auréole inflammatoire. Leur volume est très-variable ; tandis que les unes arrivent à celui d'un grain de chenevis, les autres peuvent acquérir jusqu'à deux centimètres, et plus, de diamètre à leur base. Cette dernière particularité n'ayant pas, que nous sachions, été notée jusqu'alors, nous croyons utile de donner ici en entier l'une des observations où elle s'est rencontrée.

Obs. I.—Mourier (Henri), âgé de deux ans et demi, entra le 19 janvier 1844, au n° 11 *bis* de la salle Sainte-Thérèse. Il avait été vacciné dans les premiers temps de sa vie.

Le 18 février il fut pris d'inquiétude et d'un peu de tristesse. Il était plus altéré que d'habitude et son appétit était moindre. L'agitation et la soif redoublèrent la nuit suivante.

Le 19, tous ces accidents avaient disparu, et dans la journée on reconnut sur le corps une éruption papuleuse.

Le 20, un grand nombre de bulles arrondies, distendues par de la sérosité transparente, sans auréole inflammatoire, occupent le tronc, mais surtout les membres : quelques-unes disséminées contiennent de la sérosité opaque et sont entourées d'une auréole.—Peau chaude ; soif vive ; 108 pulsations.

Le 21, même état général, langue blanche à la base, un peu rouge à la pointe, présentant quelques petites bulles. La plupart de celles qui occupaient le corps sont crevées, remplacées par des croûtes sèches et entourées d'une auréole. Sur le dos, l'une de ces excoriations est large de deux centimètres ; nous n'avons pas observé la bulle qui l'a produite. Quelques bulles sont encore humides et opaques. Il reste à peine quelques papules.

Le 22, peu ou point d'agitation, 104 pulsations. On remarque à la voûte palatine des bulles dont les unes sont opaques, les autres transparentes. Sur le corps on aperçoit de vastes ampoules que leur volume et la transparence de leur enveloppe rapprochent des bulles du pemphigus.

L'éruption est ailleurs à différents états depuis la transparence jusqu'à la dessication. Quelques boutons en se desséchant se sont ombiliqués.

Le 23, les bulles pemphigoïdes se sont encore élargies puis déchirées et ont laissé de larges surfaces rouges enflammées.

A partir de cette époque, il ne se développa pas plus de bulles nouvelles. Celles qui avaient gardé la forme légitime de la varicelle arrivèrent en grande partie à la dessiccation, quelques-unes restèrent humides, et les larges plaques dénudées donnèrent naissance à une exhalation assez abondante de sérosité purulente. Une véritable diathèse de suppuration cutanée se développa et fut heureusement combattue par des bains de sublimé.

L'enfant sortit guéri le 14 mars.

Dans la varicelle, les bulles n'ont pas, comme dans la plupart des affections éruptives, un lieu d'élection. Ainsi, quoiqu'elles aient été très-abondantes à la face dans une ou deux observations, nous avons constaté qu'elles y manquaient souvent complétement, tandis qu'elles devenaient très-nombreuses dans le dos ou dans d'autres régions.

Nous devons faire remarquer, toutefois, qu'il en est souvent de même, chez les enfants, de la variole légitime, qui est loin de prendre à la face comme chez l'adulte, sa plus grande confluence. L'observation démontre que les points de la peau qui sont habituellement irrités par les urines, les matières fécales, sont, chez les jeunes sujets, ceux qui se couvrent du plus grand nombre de pustules. Il semblerait qu'il en dût être de même de la varicelle ; cependant, il n'en est rien, et cette éruption semble ne faire aucune acception de cette influence dans le développement de ses pustules. Cette différence entre les deux maladies est bien tranchée dans l'observation suivante :

Obs. II.—Roussely (Edouard), âgé de onze mois, est entré le 2 mars au n° 3 *bis* de la salle Sainte-Thérèse ; non vacciné.

Cet enfant est maigre, faible et pâle. Il est affecté d'une anasarque générale survenue à la suite de la cessation brusque d'une diarrhée longtemps prolongée. Les toniques, le vin de Bagnols, les fumigations de genièvre faites dans le lit pour réveiller l'action de la peau, les médicaments substituteurs unis aux astringents pour lutter contre un flux diarrhéique nouveau, sont heureusement employés contre l'anasarque qui guérit.

Le 20 mars, l'enfant fut pris de fièvre et de chaleur à la peau, et le 21, une large bulle de varicelle pemphigoïde occupait le pouce de la main gauche. Elle était médiocrement tendue, un peu plissée, remplie de sérosité incomplétement transparente.

Le 23, la face portait une éruption papuleuse. Des bulles nouvelles, toutes très-larges, occupaient les mains et le poignet. La fièvre était à peine sensible et s'expliquait par l'état général de l'enfant.

Le 24, il ne s'était pas développé de bulles nouvelles ; mais, sur toutes les taches observées la veille à la face, l'épiderme s'était décollé et se plissait quand on tirait la peau des joues sans qu'il se fût toutefois interposé de sérosité entre lui et le derme.

Le 25, bulles nombreuses, l'une d'elles située au côté droit du col, a une étendue de deux centimètres sur quinze à seize millimètres.

D'autres sont caractéristiques de la varicelle la plus simple ; elles occupent la face, le menton, le corps, les membres, mais ni les fesses ni les cuisses ni le pénil n'en sont plus spécialement affectés. Les parties supérieures du corps en portent de bien plus nombreuses.

La fièvre a complétement cessé.

La dessiccation semble commencer le 27 mars.

Le 28 et le 30, toutefois, quelques bulles qui semblent récentes sont aperçues au menton et aux cuisses.

Le 31, l'enfant est pris de fièvre et de chaleur ; on remarque avec étonnement, vers le soir, l'apparition d'un nombre considérable de taches rouges exanthématiques qui ne disparaissent pas complétement par la pression.

Le 1er avril, les taches observées hier se sont élevées, ombiliquées et ont pris le caractère variolique ; peu abondantes à la face, elles sont très-nombreuses à l'hypogastre, à la face interne des cuisses et aux fesses, points habituellement irrités par le contact des urines et des fèces. Il s'est de plus développé des bulles de varicelle.

Le 2, les deux éruptions continuèrent leur développement simultané.

Dès le 6, les pustules de variole tendaient à la dessiccation, il restait à la place des bulles de varicelle des excoriations peu profondes, mais suppurantes et vivement enflammées. Des bains de sublimé en triomphèrent et la dessiccation qui commença le 8 avril, se fit avec assez de rapidité.

Le quinquina, les ferrugineux modifièrent promptement la cachexie, suite de tant de souffrances, et l'enfant sortit le 28 avril en pleine convalescence.

Cette curieuse observation, sur laquelle nous reviendrons plus tard, nous montre la varicelle et la variole, suivant, dans le même temps, sans se modifier l'une l'autre, leurs périodes chez le même sujet, en gardant chacune leurs tendances spéciales. Elle démontre la variété de siège que présentent les deux affections, l'indifférence de la varicelle pour les points primitivement enflammés de la peau, que la variole envahit de préférence.

Les parties de la peau soustraites, par les emplâtres, au contact de l'air, ne s'en couvrent pas moins des bulles de la varicelle. Chez un des enfants que nous avons observés, un emplâtre de poix de Bourgogne, appliqué depuis quelque temps dans le dos, ne modifia en rien, sur les points qu'il occupait, la marche de l'éruption.

Les membranes muqueuses, du moins dans leurs parties les plus voisines des orifices où elles se continuent avec la peau, se couvrent quelquefois de bulles de varicelle. Nous avons cité plus haut (Obs. Ire) un fait dans lequel la langue et la voûte palatine participaient à l'éruption.

Les bulles, avons-nous dit, sont transparentes dès le principe, et reposent sur des points de la peau qui ne présentent pas la moindre coloration. Nous avons vu, surtout chez les enfants d'une constitution un peu molle, cet état persister pendant plusieurs jours ; mais ce fait est une exception. Assez souvent, lorsqu'elles sont un peu volumineuses, les bulles se déchirent au moindre frottement et laissent échapper la sérosité qu'elles contiennent ; mais, dans les cas les plus ordinaires, vingt-quatre heures au plus après leur apparition, elles s'entourent, en restant transparentes, d'un étroit liséré rose qui devient quelquefois violacé chez les enfants cachectiques. Bientôt le liquide qu'elles renferment se trouble et devient lactescent ; et enfin, sans qu'il se soit fait de vrai pus, des croûtes les remplacent. Trente-six heures suffisent souvent pour qu'une bulle que l'on a vue translucide soit complétement sèche, mais il n'en est pas toujours ainsi ; nous avons vu les bulles remplies de sérosité trouble, persister à l'état humide, et leur maturité ne se produire qu'après un temps plus long. Dans les faits de cette nature, le diagnostic peut devenir difficile si l'on n'a pas suivi avec soin le développement de l'éruption. A l'époque, en effet, où la sérosité se trouble, les bulles prennent une forme ombiliquée, et c'est ce phénomène qui a amené plusieurs pathologistes à rapprocher la varicelle de la variole ; mais cette apparence trompeuse ne peut en rien servir à rapprocher deux affections. Il n'est pas jusqu'aux bulles de l'herpès qui ne puissent la présenter. Le mécanisme de l'ombilication, dans les différentes affections où elle peut apparaître, et dans la varicelle en particulier, n'a aucun rapport avec l'origine de cette forme dans la variole. Dans celle-ci, un corps particulier donne, dès l'abord à la pustule, l'aspect ombiliqué ; dans la varicelle, au contraire, cet aspect ne paraît qu'en dernier lieu. Les bulles soumises à l'action de l'air, laissent échapper, par perspiration, une partie de leur contenu ; de là, épaississement de la sérosité à la surface, amoindrissement de la bulle et commencement de dessication de l'épiderme. Cette dessiccation se fait au sommet de la bulle qui se fronce, se flétrit et s'enfonce comme le ferait la partie saillante d'une vessie incomplétement remplie d'eau. Une certaine quantité de l'humeur séreuse se coagule, adhère à la portion desséchée de l'épiderme et constitue le premier élément de la croûte qui doit se former plus tard.

Ainsi, l'ombilication de la varicelle, qui manque souvent, n'a aucune valeur diagnostique lorsqu'elle se montre, puisque c'est consécutivement, et sous l'influence d'actions extérieures accidentelles qu'elle se développe.

A l'époque où elle se produit ordinairement, et souvent sur le même malade, d'autres bulles peuvent présenter des formes bien différentes. Assez souvent elles prennent le caractère des pustules développées par l'émétique, à un tel point que le diagnostic serait absolument impossible si on n'avait pas suivi avec soin leur développement. Tantôt alors elles sont oblongues, tantôt plus ou moins arrondies, souvent entourées d'une auréole violacée et présentant à leur centre un point rouge, presque noir et d'apparence ecchymotique remplacé bientôt par une croûte qui offre la même coloration.

Bulles pemphigoïdes.

De toutes les modifications que puisse subir la varicelle, la plus singulière est, sans contredit, celle que nous avons indiquée déjà et dans laquelle les bulles prennent un énorme volume et se rapprochent d'une autre affection bulleuse, le pemphigus.

Cette transformation est-elle dans la nature même de la maladie? est-elle le résultat de l'influence que peut exercer sur une affection si peu identique à elle-même et d'un type si peu constant l'idrosyncrasie de chaque individu? On ne peut répondre à cette question que par des hypothèses. Nous ferons toutefois cette remarque que nous avons vu se produire peu à peu sous nos yeux et par degrés successifs cette forme particulière, ce qui permettrait de croire à des modifications pour ainsi dire personnelles réagissant sur la suite de l'épidémie. C'est ainsi que, peu de temps avant que cette variété éruptive singulière se manifestât, nous avons vu chez un enfant d'une faible complexion non-seulement les bulles rester translucides, mais encore s'élargir peu à peu pendant trois jours sans s'entourer d'une auréole inflammatoire. Jusqu'alors, elles n'avaient pas prolongé ainsi leur développement et n'étaient pas arrivées à un aussi grand volume.

Peu de temps après, un enfant, récemment affecté d'anasarque scarlatineuse et d'un tempérament humide, nous présenta les mêmes particularités.

Enfin, chez les deux enfants qui prirent après lui la varicelle et qui étaient tous deux rachitiques, nous avons vu paraître à la fois des bulles de forme pemphigoïde et des bulles de varicelle ordinaire se développant ensemble ou séparément et par des poussées éruptives caractéristiques de la varicelle.

Dans les trois observations suivantes, la maladie se développa le même jour, et, chez les trois malades, elle eut le caractère de la varicelle simple ; mais, dans les cinq dernières, les bulles volumineuses reparurent mêlées aux papules de la varicelle, et, chez quelques enfants, entremêlées des bulles de l'éruption de varicelle simple.

Nous avons établi avec quelque soin la marche que suivit cette modification de la varicelle, pour montrer qu'elle semblait s'être développée par degrés et en traversant plusieurs séries de transformations. Nous voulions prouver aussi, par l'espèce d'indifférence avec laquelle certains enfants contractaient, soit la varicelle simple, soit la varicelle pemphigoïde, soit toutes deux à la fois, l'identité des deux affections. D'ailleurs, dans l'épidémie qui règne en ce moment, au milieu d'éruptions nombreuses qui ont gardé le caractère normal, un des petits malades a contracté la forme particulière qui nous occupe ici.

Quoique Frank ait rapproché la varicelle du pemphigus, nous ne savons pas que, dans une épidémie aussi nette et aussi tranchée que celle dont nous donnons l'histoire, on ait signalé quelque chose d'aussi singulier que la forme éruptive dont nous parlons ici. Nous allons donc décrire avec soin sa marche et son développement.

Nous prendrons pour type l'observation XVIII de l'épidémie, où deux bulles seulement se sont développées ; nous y trouvons :

1er jour. Fièvre légère, agitation.

2e jour. Bulle pemphigoïde parfaitement transparente sans auréole, et près d'elle une tache rosée de 0,005 de diamètre avec élévation légère de la peau.

Eruption générale papuleuse rosée et même vésiculeuse sur quelques points.

Dans la journée la tache rosée notée plus haut donne naissance à une bulle.

3e jour. La bulle la plus ancienne s'est déchirée et a laissé une plaque rouge, humide dépouillée d'épiderme.

La bulle nouvelle a 1 centimètre et demi de diamètre et a acquis tout son développement.

4e Jour. Déchirure de la deuxième bulle.

5e Jour. Dessiccation complète de la place occupée par la première. Encore un peu d'humidité à la seconde.

L'enfant sort bien portant.

Telle est la forme la plus simple que nous ait présentée ce genre d'éruption existant isolément. Plusieurs observations nous ont offert la combinaison des phénomènes cités ci-dessus et de ceux de l'éruption commune de la varicelle. Mais nous ne nous occupons ici que des bulles pemphigoïdes dont nous allons continuer à étudier les caractères.

On voit, lorsqu'on y regarde à temps, qu'elles sont précédées d'une plaque rosée semblable, sauf l'étendue, aux papules que nous avons signalées pour l'éruption simple ; mais l'épiderme se soulevant avec rapidité, il n'est bientôt plus temps d'en constater l'existence. Au moment où l'épiderme se décolle, la bulle présente exactement le même caractère que celles que l'on soulève avec la pommade ammoniacale ; comme dans ces dernières, les mouvements de la peau déterminent la formation de quelques plis qui disparaissent rapidement sous la tension qu'exerce sur la lamelle épidermique le liquide épanché de plus en plus abondant. La bulle est alors tendue, transparente, et présente une teinte légèrement citrine comme les bulles ordinaires de varicelle. La peau conserve autour d'elles sa coloration normale. Leur diamètre, toujours considérable, a varié de quatre ou cinq millimètres à deux centimètres et demi.

Au bout de vingt-quatre heures de développement, ou la bulle s'est déchirée par les frottements et a laissé, suivant la nature des enfants, une dénudation du derme superficielle, rosée, analogue à celle que produit l'ammoniaque, ou bien une surface grisâtre ; ou bien encore elle s'est un peu étendue en largeur, est devenue moins tendue et s'est ridée de nouveau. L'épiderme encore en partie transparent est cependant devenu grisâtre, et le manque de tension a déterminé la déformation de la bulle dont les liquides, tombant dans le point le plus déclive, y produisent une espèce de bourrelet. Peu à peu ce liquide perd sa transparence, et on voit s'y former des flocons blanchâtres, puis lactescents, flottants dans la cavité de la bulle ; presque toujours à cet état l'épiderme a perdu sa cohésion ; il se déchire sur un point, et une croûte se forme sur la place qu'occupait la bulle ; ou bien le derme, d'abord humide, se recouvre bientôt d'une lame épidermique nouvelle.

Lorsque la tendance à des suppurations cutanées doit se manifester, on voit souvent la bulle, déjà opaque, continuer à se tendre par sa base en se déformant, et son contour, au lieu d'être tranché nettement, présenter des irrégularités plus ou moins marquées.

Les bulles que nous venons de décrire s'observent sur tous les points du corps. La face est le seul endroit où nous ne leur ayons pas vu un grand volume. Les membres, le tronc, le cou en ont été tour à tour affectés. Quelquefois elles s'attaquaient aux doigts, et nous avons vu le pouce d'un enfant complétement dépouillé par leurs progrès.

Dessiccation. — Après la période d'éruption qui se confond, comme on l'a vu, avec celle de suppuration incomplète, ou plutôt de transformation lactescente des bulles, survient la dessiccation.

Les croûtes de la varicelle sont ordinairement d'un jaune brun, plus petites que la bulle qui leur a donné naissance, peu élevées au-dessus de la peau ; elles sont entourées d'une bordure rouge plus ou moins foncée. Chez quelques enfants, ceux qui sont mal constitués surtout, cette coloration semble ecchymotique et prend l'apparence du purpura ; la croûte elle-même s'infiltre de sang et devient noirâtre.

Dans les cas ordinaires les croûtes disparaissent en peu de jours ; mais quelquefois la suppuration persiste ; elles s'épaississent, deviennent irrégulières et demeurent plus longtemps attachées à la peau. Souvent, dans ce dernier cas, il reste une cicatrice creusée en cupule au point qu'occupait la bulle. Dans les cas les plus ordinaires, la peau n'en conserve aucune trace, et la maladie disparaît laissant seulement après elle, comme la plupart des exanthèmes, chez celui qu'elle a frappé, l'inaptitude à la contracter de nouveau.

Marche générale de la maladie. — Résumé.

Nous résumerons en quelques mots ce que nous avons dit dans cette étude des phénomènes de la varicelle. Pas de prodromes proprement dits, fièvre, chaleur très-légère, rarement, nausées, vomissements survenant dans la poussée éruptive elle-même ou la précédant à peine. Poussées successives légèrement fébriles suivies d'une éruption nouvelle, de sorte que toutes les périodes de l'éruption existent à la fois sur la peau. Passage à l'état lactescent du liquide contenu dans les bulles et suppuration proprement dite.

Papules, bulles normales stibiées, pemphigoïdes, croûtes jaunes, brunes ou noires. Le tout survenant et passant à maturité dans un temps qui, dans les cas les plus simples et les plus ordinaires, varie de trois à sept jours, voilà l'histoire abrégée de l'éruption. Mais elle peut se prolonger bien plus longtemps en se continuant par une affection nouvelle.

Suites. — Assez fréquemment, lorsque la varicelle passe à l'état de dessiccation, les croûtes restent humides et la peau continue à sécréter du pus. Les varicelles pemphigoïdes, sont celles qui, le plus habituellement, déterminent ces fâcheux accidents. D'une forme habituellement plus chronique, elles altèrent plus profondément les fonctions de la peau qui ne retrouvent pas aussitôt leur équilibre, et le derme enflammé donne naissance à du pus plus ou moins épais, mais ordinairement séreux. Nous en avons donné un exemple dans l'observation Ire où s'est vivement manifestée cette tendance à des suppurations cutanées multiples. Cette tendance, que les auteurs nomment diathèse purulente, diathèse de suppuration, ne peut pas toutefois être considérée comme une suite légitime de la maladie que nous étudions. La varicelle n'est que la cause occasionnelle d'accidents sur lesquels la constitution de l'enfant a la plus grande part d'influence.

Pronostic. — Mais, même dans les circonstances les plus désavantageuses, la varicelle n'est jamais à notre avis qu'une maladie très-bénigne, et nous doutons fortement qu'elle ait jamais eu une terminaison fatale. Toutefois, pour qu'on ne nous accuse pas de juger trop rapidement toutes les épidémies d'après une seule, nous émettrons ce doute que peut-être lorsqu'elle se produit au milieu de varioles graves, la varicelle, affection à type peu constant, peut en subir l'influence, et, sans se confondre avec elle ou ses dérivés, ce qui nous semble impossible, lui emprunter une plus grande gravité.

Les faits qui viendraient permettre une telle hypothèse sont assez nombreux. Nous nous contenterons de citer les observations assez singulières, faites par M. le docteur Rennes (archives, 1834, VI, p. 457), à Bergerac, sur la varicelle et surtout sur le vaccin qui, dans un foyer d'infection variolique, communiquait des éruptions générales, tandis que le même vaccin donnait lieu, dans les campagnes, à un développement vaccinal, normal et tout à fait borné aux piqûres.

Quant aux modifications plus graves de la varicelle qui ont été décrites par plusieurs médecins anglais, il y a quelques années, nous en dirons avec détail notre opinion dans la 2e partie de ce travail.

Il est bien évident qu'au milieu de la varicelle la moins grave, d'autres accidents peuvent se produire et entraîner la mort à laquelle en pareil cas l'éruption a bien peu de part. C'est ainsi que nous avons vu récemment un jeune enfant habituellement affecté de convulsions, mourir au milieu d'une attaque pendant l'éruption de la varicelle la plus simple qui avait tout au plus mis en action une prédisposition malheureuse.

Dans une affection dont la gravité est si faible, le traitement doit avoir peu d'importance. En effet, c'est à peine si, dans la grande majorité des cas, il devient utile d'employer autre chose que quelques moyens hygiéniques pour combattre la maladie ou plutôt pour empêcher que sa marche si simple ne soit fâcheusement enrayée. Ce n'est pas que les auteurs anciens n'aient indiqué des médicaments assez nombreux, mais nous laissons de côté toute cette polypharmacie. Nous ne conservons pour la fin de l'éruption que l'usage d'un léger purgatif, et seulement chez les enfants un peu plus âgés que ceux qui ont fait le sujet de notre travail. Ce léger évacuant, modère avec avantage la disposition purulente dont nous avons parlé en produisant une dépuration à la fois révulsive et sécrétoire.

Ce sont donc surtout les suites de la varicelle que nous cherchons à prévenir; mais si elles avaient pris le développement que nous craignons, si les suppurations multiples s'étaient développées, il faudrait recourir à l'emploi des purgatifs s'il avait été négligé, et employer contre les exulcérations cutanées des moyens topiques, la pommade au calomel.

> Axonge....... 20 grammes.
> Calomel...... 2 id.

La pommade au précipité rouge à la même dose.

Les bains sulfureux, les bains de sublimé nous ont été d'un grand secours pour combattre ces fâcheux accidents.

DEUXIÈME PARTIE.

ÉTUDE DE LA VARICELLE CONSIDÉRÉE DANS SA NATURE PROPRE ET DANS SES RAPPORTS AVEC D'AUTRES MALADIES ÉRUPTIVES.

Après avoir indiqué les symptômes de la varicelle, et dans leur expression la plus habituelle, et dans les singulières anomalies qu'ils nous ont présentées, nous allons arriver aux points douteux et litigieux de son étude.

Nous avons introduit dans cette seconde partie quelques recherches sur la manière dont se transmet la varicelle, sur la durée de l'incubation, et enfin un parallèle entre elle et les maladies varioliques.

Là encore les observations que nous avons recueillies nous serviront de type, et nous appuierons sur elles tous nos résultats.

1° *Du développement et de la transmission de la varicelle.*

Autant qu'il est permis d'en juger, la varicelle s'est développée à l'hôpital Necker sous une influence épidémique. Nous croyons l'avoir démontré en établissant comment les premiers faits se sont présentés. Une seule objection pourrait être faite à ce que nous en avons dit, c'est qu'une affection développée chez un individu en raison d'une idiosyncrasie personnelle pourrait plus tard agir comme un levain de contagion et se transmettre de proche en proche avec tous les caractères d'une affection contagieuse dans son principe. Telles paraissent avoir été certaines fièvres typhoïdes endémiques. Les anciens auteurs tendraient, par leur opinion sur la nature de la maladie qui nous occupe, à favoriser cette manière de voir. Ils la considéraient, en effet, comme une éruption critique ; mais la varicelle n'est pas plus une éruption critique que tous les autres exanthèmes ; c'est une maladie qui a sa manière d'être complète et qui n'apparaît pas à la suite d'une autre affection que son apparition doive modifier. D'ailleurs, une éruption critique ne se développe pas à la fois chez plusieurs individus ayant toutes les apparences de la santé. Ce n'est donc pas une cause intérieure, un état de l'organisme rencontrant par hasard son semblable qu'il faut accuser de sa production, c'est ailleurs qu'il en faut chercher la cause commune ; c'est dans une constitution générale qu'il faut en poursuivre l'origine, et l'absence de toute probabilité de contagion nous a amené nécessairement à admettre l'action d'une de ces influences inconnues qui ont reçu le nom d'épidémiques ; mais là ne s'arrête pas la difficulté.

Par quel procédé, même en admettant pour le principe la cause épidémique, la maladie s'est-elle transmise à d'autres enfants ? A-t-elle conservé le même caractère ? S'est-elle modifiée dans sa nature, et le levain une fois développé a-t-il servi de ferment contagieux pour produire les mêmes phénomènes sur d'autres sujets.

Cette question de contagion si difficile à résoudre pour une infinité d'affections différentes, se présente pour la varicelle avec la même incertitude, avec les mêmes difficultés. Nous n'avons pas cru que ce fût une raison pour ne pas faire quelques efforts dans le but de l'éclairer, et si nous n'arrivons pas à une croyance absolue, nous espérons cependant trouver dans la manière dont les faits se sont groupés, quelques raisons de formuler une opinion motivée.

Peut-être n'aurions-nous pas même pensé à faire cette recherche et aurions-nous admis, sans en faire l'objet d'un doute, la continuation de l'action épidémique, si des auteurs recommandables n'avaient pas affirmé la contagion de la varicelle.

Placé devant leur assertion, il nous a fallu apporter à cet examen une attention plus sérieuse.

Inoculation.—Il est un fait qui, une fois prouvé, démontrerait la transmission contagieuse au moins dans certaines conditions, c'est l'inoculation. Mais l'inoculation de la varicelle est-elle possible, a-t-elle jamais réussi ? Après avoir recherché dans les écrivains qui ont traité cette question les fondements d'une opinion raisonnable, nous sommes arrivé au doute le plus complet sur les résultats qu'ils pouvaient avoir obtenus. Willan seul, et d'après lui M. Rayer qui n'a pas expérimenté lui-même, affirment la possibilité d'inoculer la varicelle.

D'un autre côté, l'inutilité de plusieurs essais faits à cet égard est constante.

Darcet (*Journal de médecine*, etc., 1778, tome XLIX, page 308), cite l'inoculation faite par Brasdor de l'éruption développée chez le président d'Héricourt et qui était certainement une varicelle. Cette inoculation faite en présence de Lorry, Tronchin, etc., n'eut aucun succès, tandis que l'inoculation variolique réussit peu de temps après sur les enfants qui l'avaient subie. »

Freteau (*même journal*, germinal an 9, tome II), n'obtint aucun résultat en inoculant la varicelle à deux enfants.

Hatté nie que l'inoculation ait jamais réussi.

Que conclure d'affirmations si différentes? Sans doute, de ce qu'une inoculation a manqué plusieurs fois, il ne s'ensuit pas absolument qu'elle soit impossible, et un seul fait bien constant d'inoculation suivie de varicelle viendrait, malgré tous les insuccès, plaider fortement en faveur de la contagion. Mais il faudrait pour qu'un tel résultat eût quelque valeur, qu'il réunît certaines conditions.

Ainsi, il est bien probable que Willan aura fait ses essais au milieu d'une épidémie et une telle expérience ne peut être concluante, puisque l'enfant inoculé peut aussi bien prendre la maladie sous l'influence de la constitution médicale que sous celle de l'inoculation. Pour nous éclairer sur ces difficultés, nous avons recueilli, hors de l'hôpital, dans des tubes capillaires de Bretonneau fermés avec soin, du liquide provenant des bulles de la varicelle. Ce liquide, conservé six semaines environ, et n'ayant subi aucune altération, fut inoculé le 7 juillet, par une piqûre à chaque bras, à deux enfants, l'un de cinq semaines, l'autre de trois mois, couchés aux numéros 9 et 10 de la salle Sainte-Thérèse, qui ne contenait alors aucun enfant affecté de maladies éruptives. Cette inoculation n'ayant eu aucun succès, nous en avons conclu, jusqu'à nouvel ordre, que la varicelle ne s'inocule pas et qu'elle diffère complétement en cela de la variole et de la varioloïde dont l'inoculation réussit toujours comme nos expériences à ce sujet nous l'ont démontré.

Mais si le liquide des bulles ne développe pas la varicelle, il est possible néanmoins d'admettre que la transmission s'effectue par les effluves que répandent les enfants à une certaine époque de la maladie. Ce doute, que nous exprimons avec toute la réserve possible, n'a pas été pour nous le résultat d'idées arrêtées d'avance ; c'est au contraire en classant les faits, en les analysant, que nous sommes arrivés à le former. Nous avons remarqué, en effet, que, dans l'épidémie de l'hôpital Necker, il s'était fait des interruptions pendant lesquelles aucun enfant n'était présentement affecté de varicelle. Ainsi, du 18 au 24 décembre, du 24 janvier au 2 février, du 11 au 19 février, du 10 au 15 mars. Cette première observation était de tout point favorable à la croyance à une action épidémique, s'emparant tour à tour, et sans qu'il y eût entre chaque fait une relation de causalité, de tous les enfants soumis à son influence ; mais nous constations de plus, en examinant les dates de début de la maladie chez tous les enfants, une singulière tendance à la formation de groupes, par le développement simultané de l'éruption chez plusieurs d'entre eux.

Un exemple manifeste de cette tendance se voit chez les trois enfants dont les observations portent les numéros 14, 15, 16 de l'épidémie, tous trois furent pris le 3 mars de varicelle, mais dans des circonstances bien différentes.

Les deux premiers étaient sortis, l'un depuis cinq jours, l'autre depuis sept jours de l'hôpital, lorsque les accidents se développèrent, tandis que le troisième y était resté.

Or, nous avons tiré de cette remarque, peut-être insignifiante au premier abord, les conclusions suivantes :

1º Puisque la varicelle s'est développée le même jour chez ces trois enfants séparés depuis quelque temps et placés, l'un à la campagne, le deuxième dans Paris, le troisième à l'hôpital, c'est très-probablement parce qu'ils l'avaient contractée à la même époque lorsqu'ils se trouvaient ensemble dans la salle, et qu'après un temps égal d'incubation elle s'est développée à la fois chez tous les trois ;

2° Puisque ces enfants étaient entrés dans la salle à des époques très-éloignées, lorsque la varicelle y régnait déjà, et qu'ils n'ont pas pris la maladie à des époques variées, mais le même jour, de deux choses l'une, ou l'influence épidémique se renforce à certains jours pour produire des effets plus marqués, et cette cause commune a agi sur les trois enfants à la fois et a persisté comme germe chez chacun d'eux ; ou bien la contagion leur a été communiquée à tous, au même moment, par l'un des deux seuls enfants qui aient eu la varicelle depuis un mois. Dans ce dernier cas, on devrait admettre qu'il y a dans la varicelle un temps de maturité, de coction, pour ainsi dire, où la maladie est transmissible, et où la transmission se fait en masse et avec puissance sur ceux qui y sont exposés.

Si ce fait était unique dans nos observations, nous serions mal venus à émettre des doutes, mais c'est au contraire un des faits saillants de l'épidémie qui nous occupe, que cette tendance à la formation de séries successives et séparées souvent par des intervalles assez longs, séries réunissant plusieurs enfants atteints tous à la fois de l'éruption.

3° Partant de ce point, nous avons voulu voir si, dans cette hypothèse qui nous semble presque une certitude, il ne serait pas possible, en combinant l'époque de l'entrée et de la sortie des enfants et celle de l'invasion, de déterminer le jour où se fait de préférence l'infection.

Voici comment nous avons procédé dans cette recherche :

Nous avons examiné d'abord l'époque de la sortie des enfants qui sont devenus malades hors des salles après y avoir contracté la maladie, et nous avons vu que Poyel l'un d'eux (obs. 15) était sorti le 24 février, c'est-à-dire, lorsque les enfants nommés Mourrier (obs. 12, 13), tombés malades le 19, étaient au cinquième jour de l'éruption. Il ne peut l'avoir contractée que de ces deux enfants à moins qu'on n'admette une incubation de plus de vingt jours.

Or, les observations que nous rapporterons à propos de l'incubation sont contraires à cette supposition, et aucune ne permet d'admettre entre l'infection et l'éruption un aussi long intervalle. Il est bien certain, d'ailleurs, que les trois enfants (Redinger, Poyel et Durand) dont nous parlons, frappés le même jour (3 mars), à de grandes distances et dans des positions différentes, avaient dû contracter à la fois la maladie lorsqu'ils étaient rapprochés par l'habitation de la même salle. Puisque celui d'entre eux qui est sorti le premier (Poyel, sorti le 24 février), déjà infecté n'était resté en contact avec les deux enfants Mourrier que pendant les cinq premiers jours de leur maladie, c'est évidemment dans cet intervalle qu'il faudrait chercher le moment le plus favorable à la transmission. Si nous admettons que cet instant se trouve au moment même où l'éruption se fait et où la réaction est la plus vive, nous trouverons douze jours d'intervalle entre les deux invasions.

Si, d'un autre côté, nous cherchons quel est l'enfant chez lequel l'invasion de la varicelle ait suivi dans le délai le plus court l'entrée à l'hôpital, nous trouvons que c'est le nommé Mongeot (obs. 18), qui, entré le 4 mars au n° 5 de la salle Sainte-Thérèse, fut atteint le 16 des premiers accidents. Or, il y a douze jours entre ces deux dates. En supposant, ce qui est possible, qu'il ait contracté la contagion dès le jour même de son entrée dans les salles, l'incubation a duré tout au plus douze jours. Notons en passant qu'il fut frappé presque en même temps qu'un enfant entré le 26 février, ce qui se rapproche exactement des faits de simultanéité que nous avons indiqués.

Des réflexions que nous a suggérées l'examen des circonstances de la maladie chez deux enfants (Poyel et Mongeot), nous pouvons tirer cette conclusion que, chez le premier, l'incubation n'a pas pu durer moins de sept jours ; que, chez le second, elle ne peut être de plus de douze jours. De telle sorte que si ce temps de la maladie avait une durée un peu fixe, il ne nous resterait de doute pour en fixer l'étendue que dans une limite de cinq jours.

Nous avons dit que, tout en admettant dans le principe une affection épidémique, cette singulière forme de développement en masse nous faisait croire pour la suite à une transmission par les effluves sorties des petits malades. Or, de la discussion ci-dessus ressort comme corollaire la limitation encore incomplète du temps pendant lequel peut se faire la transmission. L'enfant cité plus haut (Poyel), n'ayant été en rapport qu'avec les deux enfants Mourrier et étant sorti le cinquième jour de l'invasion de la maladié chez eux, il est évident que c'est dans les cinq premiers jours que ceux-ci ont transmis l'infection aux trois enfants Poyel, Redinger et Durand frappés de la maladie le même jour. Mais ce temps est très-probablement encore plus exactement limité.

L'infection par séries des enfants contenus dans une salle aussi petite et où la contagion ou l'épidémie auraient dû ce me semble s'exercer continuellement, le développement simultané et presque à heure fixe de la maladie chez des enfants sortis et séparés depuis l'infection, comme nous en citerons encore un autre exemple, nous ont nécessairement amené à cette conclusion que nous formulons de nouveau et plus nettement encore :

L'infection de la varicelle se fait dans un intervalle probablement très-limité qui est antérieur au cinquième jour à partir de l'invasion chez l'enfant qui la transmet.

Continuant cette série de recherches qui sont le résultat de l'analyse de faits trop peu nombreux pour trancher la question, nous reprendrons en partant des données que nous venons d'établir l'analyse de nos observations, et nous chercherons s'il est possible de limiter cette époque encore plus exactement. Les deux premiers enfants qui ont été affectés de varicelle sont tombés malades à vingt-quatre heures d'intervalle, et encore l'éruption a-t-elle paru au même moment chez tous les deux, la durée des prodromes ayant seule établi une différence dans l'invasion. Evidemment, ces deux faits ne sont pas en rapport de causalité, ils sont dus à une cause commune et ne peuvent nous servir dans cette appréciation.

Après leur guérison, l'épidémie sommeilla pendant six jours. Ce temps fut occupé par la période d'incubation pour les enfants dont les observations portent les numéros 2 et 3.

Nous prendrons provisoirement le terme de douze jours pour temps exact d'incubation. Nous nous fondons pour le faire sur cette hypothèse que l'enfant nommé Mongeot aurait contracté l'infection dès son entrée ; rien dans cette hypothèse ne répugne à l'expérience, puisque l'on voit souvent des individus subir les effets d'une influence contagieuse après avoir passé seulement quelques instants dans un lieu infecté. Prenant donc pour base ce terme de douze jours, nous arriverons à ce résultat que ce serait au troisième ou quatrième jour de l'invasion que les premiers enfants auraient répandu l'infection.

Les observations 5, 6 et 7, sont un exemple de ces séries à développement simultané dont nous avons parlé. En conservant le chiffre de douze jours pour l'incubation on remonterait au cinquième jour de l'observation 2e.

La même base ramènerait la huitième au deuxième jour de la troisième ; la neuvième au quatrième jour des cinquième, sixième et septième ; la dixième au deuxième jour de la huitième ; la onzième au cinquième jour de la dixième ; la douzième et la treizième au cinquième jour de la onzième. Les trois suivantes au premier jour de celles qui précèdent. Elles précèdent elles-mêmes de douze et de treize jours les deux suivantes.

Enfin, dans les trois dernières, dix-neuf, vingt, vingt et un, nous retrouvons une bouffée épidémique ou contagieuse, dont l'origine, en admettant toujours douze jours d'incubation, remonterait au cinquième jour de la série précédente.

En admettant donc ce qui nous paraît probable, que la durée du temps d'incubation est, au moins très-approximativement, celle que nous avons indiquée, nous trouvons que c'est du troisième au cinquième jour que la transmission paraît se faire de préférence. Nous n'attachons, du reste, à ce résultat qu'une médiocre importance, c'est un jalon que nous avons voulu poser pour l'étude des époques de contagion dans la varicelle. Nous ne sommes pas d'ailleurs en droit de prétendre que l'époque que nous avons notée ait été la même dans tous les cas ; des études nouvelles faites dans des circonstances aussi favorables éclaireront seules cette question.

Incubation.—Faisons toutefois quelques remarques nouvelles et citons quelques faits pour prouver que le temps d'incubation ne s'éloigne pas beaucoup du terme que nous avons indiqué.

Nous avons dit plus haut qu'il n'était pas probable que l'incubation eût duré vingt jours chez trois enfants dont nous avons donné l'histoire. Nous avons fondé cette croyance sur le relevé des observations dans lesquelles nous trouvons le début plus rapproché de l'entrée des malades.

Ces observations sont au nombre de six et se classent dans l'ordre suivant :

1 Mongeot......	18e	obs.	12	jours.
2 Colson.......	19e	—	15	—
3 Ferrier.......	10e	—	16	—
4 Menard.......	17e	—	17	—
5 Roussely.....	21e	—	18	—
6 Pommier.....	9e	—	19	—

Sans vouloir tirer de rigoureuses conclusions de ce relevé, nous tendons à croire ce qu'il semble indiquer, c'est-à-dire que le temps d'incubation dans la varicelle n'est pas très-prolongé et que s'il y a transmission de la maladie et constance dans la durée des intervalles qui séparent l'infection du début, ces intervalles sont d'environ douze jours.

Quant à la nature même de la transmission contagieuse, nous accorderons peu de temps à son examen. Est-ce une contagion par contact? Se fait-elle au moyen des effluves, de l'air expiré par les malades. Agit-elle comme une espèce de ferment qui, développé chez un enfant par les circonstances extérieures, peut à son tour, comme un levain, déterminer une fermentation nouvelle. Ces questions rentrent parmi celles qui relèvent de l'imagination pure et que nous ne chercherons pas à pénétrer.

PARALLÈLE ENTRE LA VARIOLE ET LA VARICELLE.

Après avoir étudié la varicelle dans ses caractères propres et dans sa nature intime, nous l'examinerons dans ses rapports avec une affection dont il est d'une haute importance de l'isoler, nous voulons parler de la variole.

La variole et la varicelle appartiennent-elles au même ordre de maladies? ne sont-elles pour ainsi dire que des effets à un degré différent d'une cause commune, modifiée dans ses résultats par la disposition de l'organisme? Cette question a préoccupé tous les pathologistes qui ont traité de l'une ou de l'autre de ces deux affections.

Déjà, dans le siècle dernier, Hatté, dans son travail sur la vérolette, se plaignait de cette disposition de l'esprit qui entraîne les hommes de science à des généralisations hasardeuses et sans motif. Ainsi Avicenne, Rhazès, Avenzoar, avaient considéré la rougeole et la variole comme l'effet d'une cause commune, et les papules rosées de la varicelle avaient amené Amatus Lusitanus à la rapprocher des éruptions morbilleuses. Si cette erreur a disparu, d'autres se sont maintenues; de nos jours encore la varicelle et la variole sont considérées comme des affetions de même type ; et des hommes dont l'opinion pèse d'un grand poids dans la balance, M. Rayer, par exemple, n'élèvent pas même de doutes à ce sujet. Persuadé de l'erreur de ces assertions, nous allons exposer avec détail les raisons qui ont déterminé en nous une opinion contraire.

Mais, pour que cette démonstration soit complète, nous sommes entraînés à sortir des bornes de notre observation personnelle, et quelque importants que soient les arguments que nous trouvons dans l'étude de l'épidémie de l'hôpital Necker, nous chercherons ailleurs aussi des soutiens, un appui pour nos idées.—L'histoire de la varicelle viendra dès l'abord à notre aide. De même que la plupart des affections éruptives, la vérolette date de temps assez rapprochés de nous, elle est loin même d'être aussi ancienne que la variole. Les auteurs arabes n'en font aucune mention, et le silence de Fracastor et de Montanus, celui de Fernel, de Hollier, de Duret, de Baillou, l'absence de toute description qui puisse s'y rapporter dans les ouvrages qui ont précédé le milieu du XVIe siècle, ne permettent pas de croire que cette éruption se fût jamais développée avant cette époque. Vidus Vidius, médecin de Florence (*De curatione generatim,* livre II, chap. IV de *Variolis et morbillis*), mort en 1567, est le premier qui en ait donné une description succincte. Prosper Martian (1626), Rivière et Sidobre de Montpellier (1699), en France ; Jonston en Angleterre ; Leo à Nuremberg ; Lissoviny en Hongrie, et une infinité d'autres témoignent de l'apparition, dans différents pays, d'une éruption non encore décrite et qui est identique à l'éruption qui nous occupe. Or, à cette époque, aucune cause n'était venue encore modifier la variole. L'inoculation, la vaccine, attaquant dans leur principe ses désastreux effets, n'avaient pas encore déterminé, en affaiblissant ses manifestations symptomatiques, l'apparition des éruptions mitigées qualifiées depuis de varioloïde ; aussi les auteurs qui les premiers ont décrit la varicelle sous les noms de crystalli, ravaglione (Vidus Vidius), valache, morviglioni salvatichi (Prosper Martian), vérolette (Rivière), crystalli (Jonston), schaffs blattern (Fehrius, Silésie, 1650), n'ont pas même pensé à en faire une affection identique à la variole tant les symptômes légers de l'éruption nouvelle s'éloignaient des manifestations encore constantes et terribles de la petite vérole. Vidus Vidius, le plus ancien de tous, ne fait pas le moindre doute de la nature différente de ces affections.

Voici les termes dans lesquels il résume son opinion :
« Quamobrem, non videntur tanquàm tertia species morbillis et variolis hæ pustulæ adjiciendæ, sed satis est si ad phlyctenas referantur. »
Ce n'est qu'à une époque plus rapprochée de nous, au commencement du XVIIIe siècle, temps de classification, de nomenclature et de généralisation prétendues philosophiques, qu'on s'est imaginé de les rapprocher. Mais, pour arriver à défendre cette opinion, il a fallu s'appuyer sur une série de faits bien postérieurs par leur origine à l'apparition de la maladie avec laquelle ils étaient confondus. C'est ainsi que, de nos jours, plusieurs écrivains, surtout en Angleterre, en faisant pour ainsi dire une variété de la varioloïde, l'ont considérée comme le résultat de la modification profonde imprimée au virus variolique par l'infection vaccinale.

Ils ont été plus loin encore, et M. Hennen a cru pouvoir affirmer qu'une éruption de varicelle (chickenpox), développée chez son fils, vacciné depuis dix ans, avait pu communiquer la varicelle à des individus vaccinés, et une variole confluente mortelle à un individu non vacciné. M. Thomson, partisan des mêmes idées, a prétendu (*Edimburg med. and surg. Journal*) qu'on pouvait avoir deux fois et plus souvent encore la variole ; que la vaccine diminuait cette aptitude et rendait la maladie moins grave ; qu'une première variole avait la même propriété, et que la varicelle était le résultat de l'une ou l'autre de ces modifications.

Ce qu'il y a de curieux, c'est que de pareilles opinions amènent à leur suite des observations que l'on prétend concluantes. Mais les auteurs qui les ont produites n'ont pas réfléchi que, sans se jeter dans des théories excentriques, ils trouvaient une explication toute simple de ces faits singuliers qui ont paru des exemples de variole communiquée par la varicelle. Cette explication est la coïncidence fréquemment observée entre les épidémies de ces deux affections. Comme M. Thomson, trompé par quelques apparences extérieures que nous avons indiquées dans la première partie de ce travail, ne reconnaît pas de différence entre elles, il les confond dans le même relevé. Par ce procédé, il doit être nécessairement amené à l'opinion qu'il exprime. Il voit, en effet, les cas graves qui sont des varioles frapper presque exclusivement les personnes non vaccinées et persuadé qu'il est d'avance de l'identité des deux virus, il explique par l'efficacité de la vaccination ou de la variole antécédente, la bénignité des cas légers qui ne sont que des varicelles. On ne pourra plus douter, d'ailleurs, de ses préoccupations si l'on voit à quelles absurdités il est fatalement amené par l'erreur de son point de départ, puisque, voulant prouver que la variole et la varicelle sont identiques, il est obligé d'admettre que l'on peut avoir deux fois et *plus souvent même*, la première de ces deux maladies et que les cas de ce genre, quoi qu'on en dise, doivent être assez fréquents.

On comprendra très-bien comment ont pu s'établir les raisonnements erronés de ces médecins et comment ils peuvent invoquer des faits à l'appui, si l'on réfléchit que dans une double épidémie de variole et de varicelle, les personnes exposées sont rangées en trois classes :

1° Celles qui ont été vaccinées ou affectées anciennement de variole qui prennent très-rarement la variole et souvent la varicelle ;

2° Celles qui n'ont eu ni la variole ni la vaccine, mais qui, ayant eu la varicelle ne prennent que la variole ;

3° Celles qui, vaccinées ou anciennement affectées de variole et ayant eu la varicelle, échappent à tous ces dangers.

Mais, en admettant cette coïncidence des deux épidémies, nous donnons un argument contre nous ; car cette marche parallèle est une des preuves avancées à l'appui de leur identité. Cet argument aurait de la valeur si on n'avait pas observé d'épidémies isolées de varicelle ; mais, sans compter celle de l'hôpital Necker, nous en trouverions des exemples dans bien des auteurs.

Si Huxham, Amatus Lusitanus, Luc Schrœckius (*Constitutiones epidemicæ Vrastilav.*, sept. 1698,—fév. 1699), Sigismond Grossius (*Ephem. d'Allem.*, tome III), MM. Bérard et Delavit, Rennes (1), etc., ont signalé l'apparition de varioles et de varicelles aux mêmes époques, Zuinger de Bâle, Eichorn, Thomas Barnes de Carlisle (2), ont donné l'histoire d'épidémies isolées de varicelles. Jamais, au contraire, on n'a vu la varioloïde régner épidémiquement sans être accompagnée de varioles. Si, souvent peut-être, la variole se joint à la varicelle, c'est que l'une et l'autre se montrent à des épo-

---

(1) *Archives*, 1834, tome **VI**.
(2) *Edinburgh medical and surgical Journal*, tome XXVII, page 61.

ques favorables à la production d'affections épidémiques. C'est ainsi que deux fois nous avons vu la coqueluche coïncider dans ses épidémies avec la varicelle, et certes on ne cherchera pas à établir entre ces deux affections un rapport d'identité.

Ce que nous venons d'avancer, de l'absence d'éruptions varioliques coïncidant avec l'épidémie de varicelle que nous avons observée, semble en contradiction avec notre deuxième observation qui est un exemple de la réunion de ces deux affections et avec des opinions que nous émettrons plus tard. Nous ferons remarquer que la variole n'est venue que vers la fin de l'épidémie se combiner à la varicelle et qu'elle s'y est jointe artificiellement, pour ainsi dire, sous l'influence d'inoculations que nous avions pratiquées et qui feront le sujet d'un autre travail.

Une autre différence qui sépare les deux éruptions qui nous occupent, c'est la manière bien tranchée dont elles se comportent quant à l'âge des individus qui en sont affectés; tandis que la variole, même lorsque l'inoculation et la vaccine n'étaient pas découvertes, frappait au moins aussi fréquemment les adultes, la varicelle restait presque complétement attachée à l'enfance et attaquait bien rarement plus tard ceux même assez nombreux qu'elle avait épargnés dans leurs premières années.

L'épidémie que nous avons décrite se range dans ces conditions, et tous les faits observés se sont concentrés sur les enfants, sans que jamais une personne plus âgée ait été atteinte de l'éruption. On n'attribuera certes pas cette immunité à la vaccine ou à la variole antécédentes, car tous les enfants de la salle étaient vaccinés et d'ailleurs la vérolette diffère complétement des affections varioliques par la manière dont elle se comporte vis-à-vis de la vaccine et d'une variole antécédente.

La variole se développe-t-elle sur un individu qui jusqu'alors en avait été préservé, elle suit des phases tellement régulières que, à très-peu d'exceptions près, elles sont prévues d'avance avec certitude. Se développe-t-elle une seconde fois sur la même personne, ou bien la vaccine l'a-t-elle précédée, la scène change complétement. C'est bien la même maladie, l'inoculation, la transmission contagieuse, les symptômes généraux le démontrent surabondamment, mais tout en gardant un caractère remarquable de ressemblance, les symptômes locaux et ceux de la réaction fébrile suppurative présentent des variations notables et des irrégularités. La varicelle, au contraire, ne fait acception ni de la variole ni du vaccin. Avant l'inoculation vaccinale, comme immédiatement après elle, chez un enfant exempt jusqu'alors de variole, comme chez celui qui en a été atteint, elle est toujours la même maladie, caractérisée par les mêmes symptômes et parcourant les mêmes phases. Au moment où nous écrivons ces lignes, nous sortons d'une maison où cinq enfants sont affectés à la fois de varicelle, deux ont été vaccinés, trois autres ne l'ont pas été; dans des circonstances si différentes, la maladie n'a pas varié dans son expression symptomatique locale ni dans ses phénomènes généraux; chez tous les cinq elle est absolument identique à elle-même. Nous le demandons de bonne foi, est-ce là le caractère des affections varioliques?

Ce fait, d'ailleurs, n'est pas exceptionnel, mais général. Dans les observations que nous avons recueillies se trouvent, il est vrai, peu d'exemples de varicelle avant la vaccine, et cela se conçoit facilement, puisque chaque enfant qui entre dans les salles est vacciné dès son entrée. Mais nous avons vu souvent hors de l'hôpital des enfants non vaccinés affectés de varicelle et la maladie est toujours restée la même que chez ceux qui avaient subi cette inoculation.

Il y a plus, la variole même n'exerce sur la varicelle qui la suit aucune espèce d'influence. Une circonstance particulière nous a permis de recueillir cette preuve nouvelle de la différence absolue de ces deux affections.

Pendant le cours de l'épidémie nous avons voulu faire quelques recherches sur les avantages de la transmission, à des enfants non vaccinés, de la varioloïde développée après vaccine, et contrôler les assertions de M. le docteur Le Guillou de Saint-Pol-de-Léon, qui avait vanté cette inoculation à l'égal du cowpox. Deux enfants (Colson et Lefèvre, dont nous consignons les observations à la fin de ce travail) ont subi cette inoculation. Chez le premier, à peine les accidents légers qu'elle détermine le plus ordinairement avaient-ils disparu, qu'on vit apparaître la varicelle, bien reconnaissable chez lui à ces larges bulles qu'elle produisait alors chez tous les enfants et qui ne pouvaient laisser aucun doute sur l'origine et la nature de l'éruption.

Dans la deuxième observation, c'est à une distance plus grande de l'inoculation que s'est développée l'affection éruptive ; mais, dans toutes deux, c'est au moment même où l'infection variolique déterminée par inoculation devait avoir le plus d'énergie que la varicelle s'est montrée. Or, si la variole et la vaccine ont pu dans quelques cas suivre leurs phases en même temps sur le même sujet, on ne voit pas la petite vérole se développer quinze ou vingt jours après une inoculation vaccinale qui a réussi, encore moins après une inoculation variolique, et des expériences concluantes nous ont démontré que la varioloïde inoculée, même lorsqu'elle n'a déterminé que des accidents locaux, jouit de la même propriété préservatrice. D'où nous concluons encore que la varicelle et la variole ne sont pas des maladies de même nature.

Ce que nous disons ici de la variole nous l'avons observé constamment pour la vaccine. L'enfant nommé Redinger (obs. 14), a été vacciné par nous à l'hôpital, et jamais nous n'avons vu la vaccine prendre un aussi énorme développement que chez lui, tant par les symptômes locaux que par la réaction générale. Il s'est développé hors des piqûres une fort belle éruption vaccinale qui a pu transmettre la vaccine à d'autres enfants. Malgré cette infection puissante, à peine cinq semaines après la vaccination il a été pris d'une varicelle des plus intenses.

Cette observation n'est pas la seule de ce genre, Malar, Pommier, Ferrier, Bobe et presque tous les enfants qui sont compris dans l'épidémie de l'hôpital Necker, avaient été vaccinés quinze jours, trois semaines, un mois avant d'en subir l'influence. Cette absence complète de préservation de la varicelle par la vaccine, même récente, est donc la règle, et ce caractère s'ajoute à ceux que nous avons signalés.

Si la variole et la vaccine ne préservent pas de la varicelle, celle-ci n'a de son côté aucune influence sur le développement de la variole.

Il faut avec grand soin insister sur ces considérations, car c'est sur l'ignorance de pareils faits que sont fondés un grand nombre de prétendus exemples de récidives de variole ou de variole après la vaccine.

Zuinger de Bâle (*Pædoiatreia practica*, Basileæ, 1712), dans son *Traité des maladies des enfants*, raconte que des enfants affectés de varicelle pendant une épidémie furent regardés par leurs parents comme préservés de la variole. Cette maladie régna cependant quelque temps après et en fit périr un grand nombre.

Amatus Lusitanus (obs. 1, *Centuria* XV), avance qu'en 1551, à Ancône, tous les enfants et la plupart des adultes qui avaient eu la petite vérole et la rougeole essuyèrent ces mêmes maladies pour la deuxième fois. Evidemment il s'agit ici d'une épidémie de petite vérole volante méconnue.

Nous nous sommes assuré par l'expérience de cette absence complète d'immunité contre l'infection variolique, même dans un temps très-rapproché de l'éruption de varicelle. Un enfant de cinq mois (obs. 22), entra, le 10 juin, au n° 1 *bis* de la salle Sainte-Julie, présentant des traces d'une éruption trop avancée pour que le diagnostic en pût être certain. Une discussion s'engagea pour savoir si elle appartenait à la variole ou à la varicelle. La question fut jugée par l'inoculation de la varioloïde dont le développement normal prouva suffisamment que l'enfant avait été affecté de varicelle. Si, préoccupé de l'identité des deux affections, nous avions observé une semblable éruption à la même période chez un individu vacciné, nous n'aurions pas manqué comme tant d'autres d'accuser l'insuffisance du cowpox et nous aurions concouru aussi à détruire la confiance à la vaccine, que les discussions soulevées depuis quelques années ont malheureusement ébranlée. Cullen, Freteau, avaient déjà redouté pour l'inoculation le résultat de ces erreurs de diagnostics.

Si la varicelle ne préserve pas de la variole, comme nous croyons l'avoir suffisamment démontré, on pourrait prétendre encore qu'il n'est pas étonnant qu'une éruption d'une plus grande puissance ne soit pas modifiée par une maladie très-légère ; mais en faisant même ainsi de la varicelle une succursale de la varioloïde, on continuerait d'admettre la nature commune des deux affections. Or, il est des faits qui ne permettent pas de s'arrêter à cette idée. Sigismond Grossius, au tome III des éphémérides d'Allemagne (*Ephém. germ.*, obs. 56, page 80, 1672), signale une observation dans laquelle une varicelle à laquelle il donne le nom de scasffs blattern (pustules des brebis), n'étant pas complétement terminée, on vit paraître une variole discrète.

Nous avons signalé plus haut un fait absolument identique. Au milieu d'une varicelle, bien reconnaissable aux singuliers caractères qu'elle avait pris vers la fin de l'épidémie, l'enfant qui en fait le sujet fût atteint d'une éruption variolique bien caractérisée.

Or, vit-on jamais des affections de même nature se compliquer ainsi ; et si la variole et la scarlatine, la varicelle et la rougeole, si d'autres affections cutanées peuvent paraître en même temps sur le même individu, admettra-t-on la coïncidence de la varioloïde et de la variole qui ne sont que deux degrés de la même affection. Cette marche simultanée de la petite vérole et de la petite vérole volante, nous semble un des faits les plus probants en faveur de l'opinion que nous soulevons.

Il ne nous reste plus à combattre, pour terminer ce parallèle, que quelques assertions qui, nous n'en faisons pas même l'objet d'un doute, ont été fondées sur des faits complétement faux.

On a dit, par exemple, que l'inoculation de la varicelle avait produit la variole. Nous nions ce fait d'une manière absolue. Il ne résulte d'aucune expérience faite de façon à mériter quelque confiance. Nous le dirons de nouveau, la varicelle même ne s'est probablement jamais transmise par l'inoculation. Willan seul aurait obtenu un résultat contraire, tandis que tous les autres auteurs qui ont expérimenté eux-mêmes n'ont pu la transmettre par ce moyen. A bien plus forte raison ne communiquerait-elle pas une maladie bien plus grave, la variole.

De tout cet examen, il résulte pour nous que les auteurs ont été amenés à confondre ces deux maladies si différentes, non pas après les avoir soumises à un examen attentif, mais parce que la plupart, traitant de la variole spécialement, jetaient dans un petit chapitre la varicelle comme une variété de la maladie dont ils traitaient, sans lui accorder une importance suffisante. Il faut dire, d'ailleurs, qu'une apparence extérieure de l'éruption, à une certaine époque, leur donnait quelques raisons de le faire. Pour nous, au contraire, l'origine même de cette ressemblance que nous avons examinée, le développement successif, et par poussées éruptives, de la varicelle, l'absence de prodromes dans la plupart des cas, tandis que les affections varioleuses les plus simples s'annoncent souvent par les accidents précurseurs les plus vifs ; toutes ces raisons prises dans la marche même de l'affection consolident notre opinion sur sa spécificité. Enfin, si la varioloïde peut présenter quelques variétés dans ses symptômes, les affections varioliques sont cependant des maladies à type fixe et régulier, et jamais on n'y rencontre ces profondes et singulières transformations qu'il nous a été donné d'observer dans la varicelle.

En résumé, l'origine plus récente de la varicelle ; —son type nettement dessiné quand la variole était vierge de toute altération ; —son existence isolée de toute épidémie de variole ; —l'âge des individus qu'elle attaque le plus souvent ; —l'indifférence avec laquelle elle frappe tous les individus qu'ils aient été ou non vaccinés, qu'ils aient eu ou non la variole, qu'ils soient purs de toute influence préservatrice ou qu'ils l'aient tout récemment contractée ; —l'absence complète de modifications dans la maladie même, dans cette dernière circonstance et lorsque l'inoculation avait pris tout le développement possible ; —d'un autre côté, l'absence de toute immunité conférée par la varicelle contre la variole ou le vaccin ; —la combinaison possible et le développement simultané de la varicelle et de la variole ; —l'impossibilité, quoi qu'on en ait dit, de la transmission de la petite vérole par la varicelle et réciproquement ; —les doutes élevés sur l'inoculation de la varicelle elle-même ; —la forme différente de la maladie ; —ses transformations possibles et bien caractéristiques ; —tous ces motifs réunis nous amènent à cette conclusion qui nous semble rigoureuse : la varicelle est une éruption de nature spécifique.

Nous consignerons ici deux observations dont nous avons parlé dans le cours de ce travail.

Obs.—Colson (Marie), âgée de six mois, est entrée, le 5 mars 1843, au n° 2 *bis* de la salle Sainte-Thérèse, trois jours après elle fut soumise à l'inoculation de la varioloïde, après vaccine qui suivit toutes ses phases avec régularité et donna naissance à deux pustules d'éruption générale seulement.

Le 18 mars, onzième jour de l'inoculation, on voit au côté droit du tronc une large plaque rouge analogue à celles que laissent des bulles pemphigoïdes de la varicelle.

Le lendemain deux autres bulles se forment à quelques centimètres de la première, l'une est de la grosseur d'un pois, l'autre du volume d'un grain de chenevis.

Le 20, elles sont flasques et remplies de sérosité opaline. Des papules rosées les entourent.

Le 21, quelques-unes des papules ont donné naissance à des bulles nouvelles encore remplies de sérosité transparente, mais déjà entourées d'une auréole. Les anciennes se sont singulièrement élargies, quelques-unes se sont affaissées et commencent à se dessécher. Agitation la nuit.

Le 22, sur le flanc droit, l'une des bulles a un diamètre de 0,015. La large poche qu'elle forme n'est pas distendue par la sérosité qu'elle renferme, et qui, obéissant à la pesanteur, tombe dans le point le plus déclive. Cette sérosité est opaque et floconneuse. Les bulles anciennes sont privées de leur épiderme ou affaissées; quelques bulles nouvelles. Quant à la pustule d'inoculation de la varioloïde et aux pustules d'éruption générale, elles sont complétement sèches. Agitation, fièvre assez vive la nuit.

Le 23, les bulles du groupe supérieur sont sèches. La grosse bulle pemphigoïde du groupe inférieur s'est crevée et a laissé une excoriation semblable à celle que laisse la pommade ammoniacale.

Les petites bulles qui l'entouraient hier sont devenues plus volumineuses, transparentes, sans auréole inflammatoire et tout à fait caractéristiques. Il en existe deux nouvelles. La fièvre, l'agitation se sont reproduites cette nuit. La journée se passe sans accidents fébriles.

Le 24, quelques bulles transparentes sans auréole se sont développées au-devant des anciennes. Beaucoup d'autres plus petites ont apparu au milieu des plaques pemphigoïdes qui se dessèchent. Pas de fièvre.

Le 25, éruptions papuleuses rosées à la face; trois bulles nouvelles, l'une est pemphigoïde et présente les caractères déjà notés plus haut.

Le 26, deux bulles nouvelles, toutes les autres sont sèches.

Le 27, l'éruption de la face est effacée; trois bulles encore humides.—Diarrhée légère; pas de fièvre.

Le 28, large bulle de pemphigus déjà déchirée. Eruption papuleuse rosée dans le dos.

Le 29, plusieurs des papules se sont transformées en bulles. Quelques plaques excoriées subsistent et suppurent légèrement, on les enduit de la pommade suivante :

> Axonge.................. 10 grammes.
> Calomel .... 1 gramme.

Le 30, pas de nouvelles bulles, la dessiccation marche convenablement. L'enfant sort.

Nous n'ajouterons aucune remarque nouvelle à cette observation. Elle nous paraît un exemple concluant de l'absence de toute antipathie entre la variole et la varicelle, dont les éruptions paraissent presque en même temps chez le même individu sans se modifier, quoique l'une et l'autre soient, comme la plupart des exanthèmes, des maladies, qui ne se développent, pour l'immense majorité des cas, qu'une fois sur le même sujet. Nos inoculations de varioloïde se comportaient exactement comme une variole ancienne chez tous les enfants qui y étaient soumis. Elles étaient exclusives de la vaccine, de la variole, et par conséquent elles donnent toute valeur à l'opinion que nous soutenons. L'observation suivante en est une preuve nouvelle.

OBS.—Lefèvre (Alphonse), âgé de trois mois, est entré, le 29 février, au n° 8 *bis* de la salle Sainte-Thérèse. Cet enfant, non vacciné, est soumis, le 4 mars, à l'inoculation de la varioloïde. Une piqûre est faite à chaque bras.

Les deux pustules d'inoculation se développèrent comme d'habitude et s'entourèrent d'une éruption secondaire.

Au onzième jour se manifesta une éruption générale qui fut seulement constituée par cinq pustules dont l'une, occupant le périnée et de forme évidemment variolique, reproduisit la varioloïde par son inoculation à un autre enfant.

Cette éruption s'accompagna d'un peu de fièvre et de diarrhée. Elle était éteinte lorsque l'enfant sortit le 20 mars, dix-septième jour de l'inoculation.

Sept jours après (27 mars), il fut ramené par sa mère à la consultation. Le lendemain de sa sortie, il s'était développé une éruption nouvelle que la mère avait facilement reconnue pour être la varicelle dont elle avait vu plusieurs enfants affectés pendant son séjour dans la salle Sainte-Thérèse.

Si nous pouvions conserver quelques doutes sur la nature de la maladie, après les détails circonstanciés qu'elle nous donne, ils seraient détruits par l'examen du corps de l'enfant. Les traces de l'éruption sont caractéristiques. Des taches rouges sans excavation de la peau, et surtout l'existence au cou et sous le menton de larges plaques, restes des excoriations pemphigoïdes, attestent l'existence de la varicelle.

PARIS. — IMPRIMERIE DE PAUL DUPONT,
Rue de Grenelle-Saint-Honoré, 55.